AF591739

Dr A. TERSON

ÉTUDES

SUR

L'HISTOIRE DE LA CHIRURGIE OCULAIRE

AVEC 6 FIGURES

PARIS
G. STEINHEIL, ÉDITEUR
2, RUE CASIMIR-DELAVIGNE, 2
1899

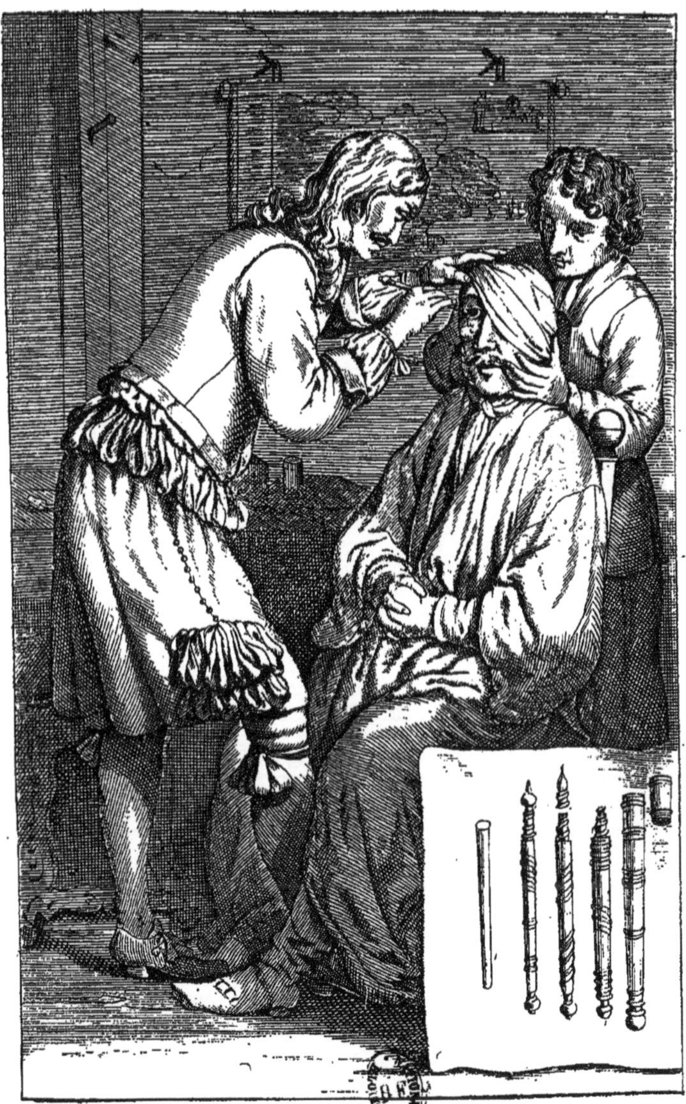

FIG. 1.

Dr A. TERSON

ÉTUDES

SUR

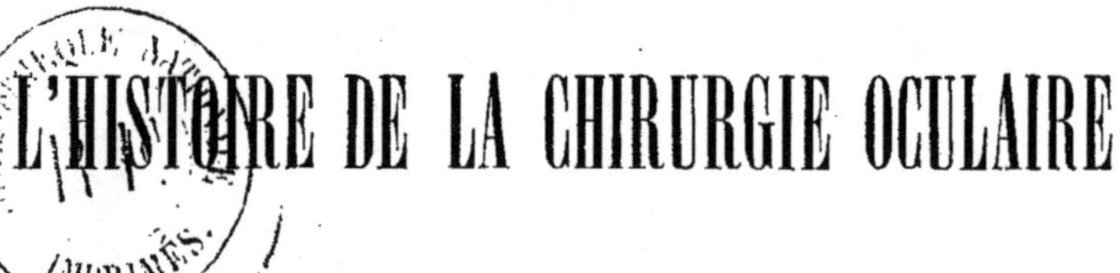

L'HISTOIRE DE LA CHIRURGIE OCULAIRE

AVEC 6 FIGURES

PARIS
G. STEINHEIL, ÉDITEUR
2, RUE CASIMIR-DELAVIGNE, 2

1899

AVANT-PROPOS

Nous réunissons dans les quelques pages suivantes, les remarques et notes qui nous ont paru, au cours de recherches prolongées, avoir trait à des parties de la chirurgie oculaire peu connues, ignorées, ou ayant été l'objet d'oublis ou d'interprétations inexactes. Nous avons essayé ainsi d'apporter notre contribution à l'étude des origines de l'oculistique actuelle au milieu de tant d'efforts faits de toutes parts pour rétablir l'histoire de l'ophtalmologie.

A. TERSON.

Paris, le 15 juin 1899.

I

NOTES SUR L'OCULISTIQUE ANCIENNE

JUSQU'AU XVIIIe SIÈCLE

L'enseignement et l'exercice de l'oculistique ont été dans tous les temps exercés par trois catégories de thérapeutes : les uns, médecins ou surtout chirurgiens généraux (car l'ophtalmologie est peut-être plus encore chirurgicale que médicale), considérant ou exerçant la thérapeutique oculaire soit par surcroît, soit comme partie intégrante de leur art, d'autres, spécialisés, c'est-à-dire s'étant adonnés à l'ophtalmologie pratique et scientifique après une période plus ou moins longue d'études générales : d'autres enfin, spécialistes d'emblée, cantonnés systématiquement dès le début dans l'étude et le traitement des maladies des yeux.

Sur l'ophtalmologie dans l'antiquité jusqu'aux Arabes, un nombre considérable de travaux ont jeté une vive lumière. Les très nombreuses éditions et traductions françaises des anciens traités se trouvent dans bien des bibliothèques, même privées. Sans parler des poètes et des écrivains satiriques (Martial, Lucien), nombre de livres nous donnent, avec de grands détails sur les médecins officiels, civils ou militaires, les hôpitaux et les cliniques, la physionomie du médecin général, du spécialiste, homme ou femme, et quelquefois de l'oculiste.

Un certain nombre d'anecdotes, historiques ou légendaires, se retrouvent périodiquement dans les traités qui font une part spéciale à l'histoire résumée de l'ophtalmologie (Carron du Villard, Furnari) et dans les histoires de la médecine. On y voit que dans l'antiquité, l'oculistique scientifique trouvait souvent une redoutable concurrence dans l'oculistique sacerdotale et dans une foule d'oculistes improvisés, sans aucune étude médicale préalable. Les cachets d'oculiste ont été décrits dans une foule de travaux séparés, surgis à l'occasion de trouvailles, et le mémoire si complet d'Espérandieu en constitue la meilleure monographie. Les nombreuses publications de Sichel, de Magnus, d'Hirschberg, l'histoire générale de Hirsch (*Encyclopédie de Græfe-Sæmisch*), entre autres, contiennent et ont fixé les points principaux de l'ophtalmologie antique. Le récent livre de Deneffe (Paris, 1894) a attiré enfin l'attention sur les instruments d'oculistes gallo-romains que tout le monde peut voir au musée de Saint-Germain. On a même non seulement les cachets, mais divers échantillons des collyres antiques.

Plus près de nous, l'oculistique du XVIIIe siècle a été soigneusement fouillée dans ses moindres détails dans une foule de mémoires dont la plupart sont français (Chavernac, Dureau, Dujardin, Delacroix, Magnus, de Wecker, A. Terson, Sulzer, Sourdille). Du reste, tous ceux qui établissent leurs connaissances ophtalmologiques sur des bases exactes, possèdent la plupart des traités, thèses et publications anciens et qui sont encore relativement faciles à se procurer.

L'époque qui s'étend des Arabes au XVIIIe siècle, a été relativement moins étudiée et il y a encore quelques études à faire sur elle.

Déjà, sur l'évolution générale de l'oculistique au point de vue professionnel, quelques faits relatifs aux oculistes ont été signalés dans un livre récent (1) qui fait partie d'une collection particulièrement intéressante et artistique ; d'autres points ont été accessoirement touchés dans divers mémoires ou thèses; enfin quelques recherches nous ont permis de retrouver des documents qu'il est bon de remettre au jour.

Nous avons traité dans un volume qui vient de paraître

---

(1) A. Franklin. *Variétés chirurgicales*. Plon, éd.

l'anesthésie, *l'antisepsie opératoire*, enfin *l'arsenal de chirurgie oculaire*. Les divers moyens anciens pour l'anesthésie générale (potions et inhalations à la mandragore, l'alcool ou autres) dont les tentatives sont cependant si antiques, ne paraissent avoir été signalés par aucun oculiste. L'antisepsie et la doctrine antiseptique sont restées longtemps l'apanage d'une infime minorité, qui, par un retour juste et naturel, est devenue aujourd'hui et restera à bon droit la majorité.

Nous avons indiqué dans le livre précédent toutes ces tentatives (Théodoric, Mondeville, Fracastor) et surtout leur application oculaire (préparation de l'œil avant et après l'opération, collyres, topiques antiseptiques). Quant aux instruments, on les tenait probablement propres, mais il n'y avait aucune préparation sérieuse pour les purifier. Verduc remarque même que les oculistes ont l'habitude *de lisser l'aiguille à cataracte sur leur manche* pour l'échauffer avant d'opérer. Les pansements se composaient de laine imbibée de blanc d'œuf et c'est plus tard que le pansement ouaté *sec* fera son apparition. Nous avons également, dans un chapitre qui devait trouver place ici, examiné complètement *l'évolution* et la sélection progressive des instruments de chirurgie oculaire, dès les temps les plus anciens jusqu'à l'heure actuelle, donné les reproductions des dessins caractéristiques, et jusqu'à celle d'un cabinet d'oculiste. Nous bornant donc à rappeler les nombreux documents historiques contenus dans ce travail, nous y renverrons le lecteur.

Chirurgie oculaire du moyen age. — Dans les traités de Mondeville (1306), de Guy de Chauliac (1363), la partie oculaire est ou devait (Mondeville n'a publié que l'argument de son ophtalmologie) être traitée assez largement : on y trouve, çà et là, l'indication de petits traités d'oculistique séparés dont plusieurs ont été récemment réédités (Bienvenu Graphe, etc.). Mais ils sont souvent restés à l'état de manuscrits ou sont entièrement perdus. Il est juste de dire que les grands traités les ont copiés, absorbés et conduits jusqu'à nous. De plus, les écrits arabes (Jesu-Haly, Abulcasis, etc.) y sont résumés et leur doctrine exposée en même temps.

Nous n'insisterons pas sur la grande Chirurgie, en somme connue, de Guy de Chauliac dont Nicaise a publié une si parfaite édition. Bornons-nous à rappeler les principales divisions et très rapidement les points capitaux de son oculistique. Guy aurait aussi écrit pour le roi Jean de Bohême, un traité sur la cataracte, traité aujourd'hui perdu.

Les parties de son livre de chirurgie qui ont trait aux maladies des yeux présentent encore un certain intérêt.

Il recommande d'ouvrir les abcès des paupières par une incision semi-lunaire, suivant le grand axe des paupières : les signes des ophtalmies, considérées comme *contagieuses*, sont bien décrits et leur traitement assez net, malgré la polypharmacie de l'époque, malgré certains remèdes, tels que le lait de femme allaitant une fille. La *sanie*, derrière la cornée, doit être ouverte, selon le conseil de Jesu et Alcoatim, avec un petit rasoir entre la *prunelle* et le *blanc*. Les plaies de l'œil qu'il a vues souvent compliquées de cataracte et de destruction du nerf optique, les corps étrangers, sont également traités, et comme Mondeville, Guy recommande de coudre les plaies des paupières avec des aiguilles *courbes*. Il déclare que le suc de mandragore diminue les douleurs des ulcères cornéens. Pour le staphylôme, il conseille la compression avec une lame de plomb, ou, si l'on veut « décorer » l'œil, la ligature, comme les anciens l'avaient recommandée.

Il décrit bien l'abcès et la fistule lacrymale. Il emploie les méthodes et les remèdes antiques, en particulier la cautérisation ignée. Mais en somme il donne plutôt un résumé des auteurs qui l'ont précédé que des indications personnelles et ne donne à peu près rien comme étant de lui. On peut citer les recommandations sur le matériel opératoire à avoir (coton monté sur poinçons, instruments délicats, etc.); il est bon de lire aussi ses chapitres sur les collyres, le strabisme, les granulations (raclage, ratissage), la blépharoptose (excision myrtiforme de peau), en évitant de retrancher le cartilage, qui est de mauvaise consolidation, l'ectropion (cautérisation ignée, résections, ligature), le trichiasis, la phthiriase, le ptérygion, le pannus, le traitement des taies de la cornée (ratissage au rasoir, tatouage), le traitement de la cataracte où « tous les galands hommes ont laissé aux coureurs l'opération avec le fer ». Il distingue très bien les cataractes compliquées et inopérables, à cause de l'oppilation du nerf optique; mais en tout cela, rien qui soit spécial ou même différent de la pratique du temps. Il donne une bonne description de l'opération et du régime pré et post-opératoire. Il rejette la succion, de peur de faire sortir «l'humeur albugineux». Il signale les lunettes ou bérilles.

Anciens oculistes. — Il est intéressant de noter à cette époque la physionomie du spécialiste, souvent du reste monopolisant *plusieurs spécialités*, et, de même que Desmonceaux et tant d'autres depuis, étaient oculistes et auristes, de même avant eux, à côté des chirurgiens généraux, des polyspécialistes existaient. Thévenin, plusieurs chirurgiens italiens, plus tard le frère Côme, « taillaient la pierre et la cataracte ».

Dès le moyen âge et comme dans l'antiquité, à côté des médecins et chirurgiens généraux, spécialisés ou non, existent en effet des spécialistes.

Ceux-ci, connus sous l'appellation générale d'*inciseurs* (Schnittartz), exerçaient, soit l'obstétrique, soit la dentisterie, soit particulièrement la cure radicale des hernies (herniotomistes), la taille des calculs vésicaux (lithotomistes), soit enfin l'oculistique ou même ces diverses spécialités ensemble.

La grande majorité d'entre eux exerçaient sans garantie officielle, jouissaient de la liberté la plus grande, et voyageaient (périodeutes) généralement en pratiquant leur art. La profession de spécialiste était du reste encore moins estimée que celle de chirurgien, tout métier manuel étant considéré comme peu honorable, et l'on doit se rappeler que, plus tard, dans l'édit de 1691, qui divisait les corporations en 4 classes, les *chirurgiens* étaient encore classés dans la première comme les apothicaires, les peintres, les sculpteurs, mais aussi les maçons, les bouchers et les chapeliers.

Que de temps il a fallu pour diminuer le préjugé contre les chirurgiens et les spécialistes ! N'a-t-il pas même fallu longtemps pour que les médecins du moyen âge, pratiquant dans les églises une médecine sacerdotale, examinassent les malades au lieu de se borner à faire le diagnostic sur l'urine ou les matières que leur apportait un messager !

On connaît les longues luttes entre les médecins et les chirurgiens, entre les chirurgiens et les barbiers. Encore les chirurgiens et les barbiers constituaient-ils des corporations autorisées, tandis que les spécialistes ne paraissent avoir eu, jusqu'à la Révolution qui supprima tout, aucun droit à se constituer en corporation.

Avicenne cite même, d'après Nicaise, une femme médecin à propos des maladies des yeux. L'oculistique avait du reste aussi ses praticiens amateurs et Mondeville s'écriait déjà avec cet humour si caractéristique de son admirable traité : « Il est plus qu'étonnant, il est absurde que non seulement ceux que je viens de dire, mais des rois, des princes et des prélats, des chanoines, des curés, des religieux, des ducs, des nobles et des bourgeois, se mêlent sans science de cures chirurgicales dangereuses, et surtout, du traitement des maladies des yeux, qui est dangereux, difficile et trompeur, au point que l'on trouve *très rarement un chirurgien* qui soit *suffisant* et expert en ces matières : ainsi par l'erreur de ces personnes, surtout des devins religieux, tels que moines, ermites et même reclus en qui le peuple a plus de confiance, des maladies guérissables en soi, deviennent complètement incurables ou pires qu'avant. » Si la mort ne l'eût empêché de terminer son œuvre, le chirurgien de Philippe le Bel nous eût peut-être donné une oculistique intéressante et de tendances nouvelles.

On sait en effet qu'il a toujours soutenu qu'il fallait éviter la suppuration et l'infection des plaies ; cette doctrine, que l'on retrouve dans les temps les plus reculés, mais soutenue seulement par une minorité qui a été obligée d'attendre, il l'avait puisée dans l'étude des maîtres italiens (Théodoric et d'autres) que Pitard, son maître direct, préconisa à Paris.

Du reste, si l'on s'en rapporte au livre génial de Fracastor sur la nature et le traitement des maladies contagieuses, on s'aperçoit bien que la doctrine vraie et le traitement raisonné et précis des maladies contagieuses ne datent pas de notre temps. Sans parler des considérations si intéressantes dont ce livre fourmille, où trouver une déclaration plus nette de principes thérapeutiques, puisque Fracastor déclare qu'il faut d'abord *tuer le germe* au point où il est déposé, *l'empêcher de se généraliser* à tout l'organisme, *l'expulser* lorsqu'il l'a envahi. Tout cela n'est autre que l'antisepsie externe et interne.

La Renaissance. — Ambroise Paré consacre à l'ophtalmologie une bonne partie de son livre et il a eu pour cette partie spéciale divers collaborateurs, Cappel entre autres, comme il le dit lui-même.

Paré remarque que les « fistules lacrymales qui rendent souvent l'œil atrophié» donnent l'haleine puante. Nous savons aujourd'hui que c'est *l'ozène* qui engendre, avec l'odeur en question, les fistules lacrymales et les atrophies oculaires par ulcères cornéens et panophtalmies. Tout le monde connaît l'excellente et récente édition de ses œuvres par Malgaigne. M. Pergens en a récemment résumé la partie ophtalmologique.

Guillemeau, dans sa chirurgie et dans ses maladies de l'œil (qui sont au nombre de 113), donne plusieurs belles et artistiques illustrations sur l'arsenal de chirurgie oculaire et l'opération de la cataracte; mais en réalité, si on fait un retour en arrière pour comparer Paré et Guillemeau, avec les anciens ou leurs prédécesseurs, tels que Guy de Chauliac, qu'y trouve-t-on qui qui ne soit mentionné dans Hippocrate, Celse, Galien, Paul d'Egine, les Arabes et Guy de Chauliac? assurément peu de chose.

Il en est de même pour Thévenin, dont les œuvres ont été recueillies par G. Parthon, *chirurgien oculiste du Roy*, son neveu. Les traités de chirurgie qui ont suivi, ceux de Daléchamp, de Verduc, de Dionis et d'autres, ont vraiment, à part quelques remarques justes, peu de valeur au point de vue de l'ophtalmologie qui y est traitée d'une façon incomplète. Il faudra en venir aux traités de spécialistes tels que Maître-Jean, St-Yves, Pellier de Quengsy, aux recueils d'observations de Pellier, de Janin, de Guérin et de tant d'autres. Mentionnons cependant dans le traité de Verduc la première observation d'exophtalmie *intermittente* et bien plus tard, dans les œuvres de J.-L. Petit, les travaux sur la fistule lacrymale. Que l'on les compare d'une part aux méthodes antiques et d'autre part aux si intéressantes recherches et aux méthodes thérapeutiques d'Anel, méthode vraiment nouvelle, on sentira toute la distance qui sépare ces deux manières de comprendre et de traiter les affections de l'appareil si délicat de l'excrétion lacrymale et on comprendra du reste qu'elles sont loin de s'exclure.

Le livre de Bartisch (*ophtalmodouleia*) est un livre de spécialiste. Il est rempli de figures intéressantes ; il est constiué sur le plan encore en usage pour les traités (anatomie, physiologie, pathologie, etc.). Une foule d'instruments actuels s'y trouvent déjà, l'emploi des louchettes dans le strabisme, les pansements ouatés, divers dessins de pupilles devenues étroites et stellaires, par iritis à coup sûr, la manière de mettre les collyres (cuillère, éponge, etc.), le malade étant couché pendant 1/4 d'heure; enfin un nombre considérable de détails donnent à la lecture de ce livre un attrait particulier.

Nous signalerons seulement les artistiques dessins de cet ouvrage et les diverses opérations (énucléation) que Bartisch est censé avoir même pratiquées le premier. Rappelons aussi les ligatures dans les déviations palpébrales.

Parmi les livres des XVIe et XVIIe siècles d'une grande importance et remplis de documents précieux, il faut citer les œuvres de chirurgie de Fabrice d'Acquapendente, de Fabrice de Hilden, de Scultet et de Franco.

Fabrice d'Acquapendente est particulièrement intéressant à parcourir. Notons un remarquable chapitre sur les corps étrangers à demeure et les plaies de l'orbite et leur danger pour le cerveau, à un tel point que les maîtres d'armes considèrent la botte orbitaire comme un *excellent coup de maître* pour abattre son homme; les inconvénients des huiles qui sont ennemies des yeux ; l'usage du vin rouge en compresses ; les intéressantes discussions pathogéniques sur l'inflammation des plaies ; l'étude des yeux artificiels dont les meilleurs se font à Venise et dont l'application (*escorce de verre*) sur les *moignons* atrophiés a un si beau résultat esthétique que *les plus clairvoyants s'y trompent ;* il met un *œil rond* si l'œil est tout à fait absent ; le cure-oreille pour l'emploi des pommades ; l'opération du chalazion par la conjonctive ou la peau suivant le côté le plus proéminent, les œillères à brides autour de la tête ; enfin bien des notes et réflexions curieuses. Il affirme avoir inventé le blépharostat en forme de clef, à anneau de plomb, que Paré employait aussi.

Il est toutefois plus que timide en fait d'opération de la cataracte et il est possible qu'il souffrit lui-même des yeux.

Il déclare en effet qu'il faut si bien fixer le malade avec le regard pendant l'opération que le chirurgien doit craindre que ses propres yeux n'en souffrent. Il remarque que l'on est obligé de toucher l'humeur cristalline si on passe par la sclérotique et c'est à cela qu'il attribue la cécité dans certaines opérations malheureuses. Il conseille donc de passer soit par la cornée, soit très près de la cornée. Il signale qu'une inflammation de l'œil sain peut survenir après l'opération par *sympathie* avec le malade. Voilà une des premières, sinon la première mention, de l'*ophtalmie sympathique* que l'on attribue si souvent à des auteurs même de notre siècle. Il déclare du reste qu'il a fini par se dégoûter et par abandonner l'opération, qui est, comme le croit Celse, entre les plus subtiles. Enfin notons le *raclage du sac lacrymal*, renouvelé de Paul d'Egine, et les dessins de plusieurs *ratissoirs*, à cet effet. L'opération se termine généralement par la cautérisation ignée avec le cautère courbe à extrémité olivaire, dont le dessin est également donné.

Fabrice de Hilden, entre autres observations oculistiques, donne celle, avec figures, d'une énorme tumeur orbitaire, pour laquelle il pratiqua l'exentération de l'orbite avec section du nerf optique au trou optique, en se servant du couteau boutonné lenticulaire, du cautère, etc... Il saisit la tumeur de la main gauche dans une bourse, avant de commencer à porter le couteau sur les tissus. Signalons aussi son *forceps oculaire*, véritable tenaille qui allait saisir l'œil en arrière, et qui est un des instruments anciens les plus intéressants pour l'ablation de l'œil. Mentionnons encore divers détails sur la phlébotomie de l'œil, d'intéressantes remarques sur une observation où les vapeurs mercurielles dans une chambre surchauffée ont pu entraîner la guérison d'une affection spécifique chez une personne qui vivait avec le malade, quelques cas (du reste fréquents dans les livres de cette époque) de commotions crâniennes avec perte définitive de la vision.

La lecture de l'*Arsenal de chirurgie de Scultet*, surtout dans les nombreuses éditions successives, munies de longues *additions* par des chirurgiens de mérite, est fort intéressante. Nous avons insisté ailleurs sur les précieux détails et figures qu'il contient pour l'étude de l'évolution des instruments d'oculistique (*couteau lacrymal boutonné*, etc.). Scultet n'a jamais, dit-il, fait l'extraction de la cataracte, bien qu'ayant tous les instruments, mais sa description de l'opération faite devant lui par un oculiste de Padoue, est absolument vécue et des plus instructives à lire aujourd'hui dans tous ses détails.

Mentionnons encore dans son livre et dans les additions des commentateurs, une série d'observations des plus intéressantes, de longs détails sur la succion de la cataracte (figure 2), de

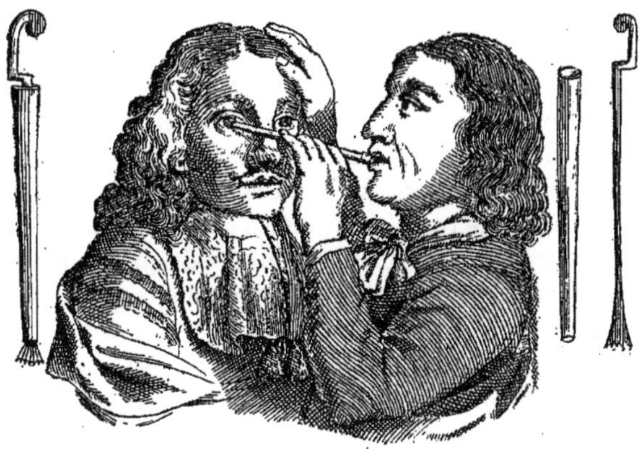

Fig. 2.

l'hypopyon et sa paracentèse (figure 1), les moyens de refaire les humeurs intra-oculaires, etc.

Les livres de *T. Bonet* contiennent aussi une foule d'observations et de détails intéressants, mais confus, un mélange, incroyable, de basses pratiques thérapeutiques avec intromission de matières des plus inattendues dans l'œil et même l'opothérapie avec le suc d'œil (Hirschberg).

Quant à *Franco*, il est particulièrement curieux de lire la partie ophtalmologique de son œuvre. Assurément elle diffère peu de celle de Guy de Chauliac, et, comme à l'habitude de beaucoup d'auteurs de cette époque, certains passages en sont copiés, sans même aucun changement dans les termes et les expressions. On y retrouve divers documents sur les inciseurs et diverses notions précises et détaillées : dans l'anatomie, *la rétine est la substance du nerf optique et son rôle est de nourrir l'humeur vitrée ;* le chapitre sur le diagnostic et l'opération de la cataracte, la préparation opératoire de l'œil où on souffle du fenouil, la goutte sereine due à l'obstruction des nerfs optiques (car on connaissait bien l'atrophie des nerfs optiques cliniquement et même anatomo-pathologiquement avant de l'avoir vue à l'ophtalmoscope). A vrai dire, ceux qui ont lu les auteurs qui ont précédé Franco, ne trouveront guère ici de notions nouvelles. Mais il a le *tempérament* d'un véritable oculiste-chirurgien, qui, on le sait, avait donné des preuves de génie en chirurgie générale, et qui aimait avec une ardeur sans pareille l'artistique chirurgie des yeux. Il recommande, de même que Gaddesden le conseillait sur des chiens, de s'exercer *sur les yeux des bestes.* C'est lui qui s'écriera, comme Tenon le rappellera plus tard : « Si j'avais à exercer cette partie (l'oculistique) ou le reste de ce que Dieu m'a donné de chirurgie, je quitterais plutôt le reste ! » De même que Paré n'était d'abord qu'un barbier, de même Franco, qui n'était qu'un simple inciseur, un spécialiste des grandes opérations, a laissé dans l'histoire une renommée ineffaçable.

Il faut arriver à Maître-Jean et Saint-Yves pour rencontrer des œuvres oculistiques de valeur supérieure et un tempérament aussi brillant.

XVIIe et XVIIIe siècles. — Sans doute Woolhouse et Taylor ont eu de belles idées (l'idée de la strabotomie, l'iridotomie, la rénovation de la scarification (phlébotomie oculaire), du brossage des paupières et de la conjonctive leur appartiennent), ils ont eu des disciples dont plusieurs (Mauchart, etc.) ont fait progresser l'ophtalmologie, mais, sans parler des procédés professionnels de Woolhouse et de Taylor, protégés du reste par des rois, on ne peut se défendre d'une impression pénible quand on voit Woolhouse se vanter, dans un style dithyrambique, de décharner, dévoiler et peler « l'œil atteint de ptérygion », de pratiquer la « culbute » de la cataracte, et son « immersion », attaquer Saint-Yves dont il prétend que les collyres donnent l'hypopyon, pratiquer la guérison du staphylôme, opération « que l'on peut sans vanité dire la plus utile au genre humain », démontrer les maladies des yeux aux malades de condition, « façonner toutes les sortes d'yeux gâtés et pourris ». Paracelse et le neveu de Rameau sont distancés, quand on le voit retomber dans les anciennes erreurs sur la nature de la cataracte, et lutter par de mauvais arguments avec Saint-Yves et Heister (1).

Certains spécialistes étaient autorisés à opérer dans les hôpitaux, à l'Hôtel-Dieu de Paris, par exemple. Je n'en veux pour preuve que le document suivant :

4 juin 1681. La Compagnie a signé et délivré au sieur Girard, oculiste, un certificat des opérations qu'il a faites sur le sieur Lorilhe, chapelain de l'Hôpital Saint-Louis, et la mère Gasteau, dite de Saint-Sauveur, religieuse de l'Hôtel-Dieu et quelques malades du dit Hôtel-Dieu.

(Procès-verbaux des délibérations du bureau de l'Hôtel-Dieu.)

Nous verrons plus loin qu'en dehors des maîtres en chirurgie, il a existé à l'Hôtel-Dieu, pendant de longues années, jusqu'à Dupuytren, *un oculiste en titre*. L'oculiste avait du reste, à cette époque, son titre spécial. Le titre *d'expert oculiste* a existé jusqu'à la Révolution.

Les statuts du Collège de chirurgie de Saint-Côme témoignent de l'existence d'un examen et d'un certificat de diplôme pour le titre de chirurgien oculiste de Saint-Côme, dont Saint-Yves, entre autres, accompagnait son nom. Nous trouvons les formalités requises pour cet examen dans Quesnay (*Histoire de la chirurgie*).

Les oculistes n'ont jamais été autorisés à constituer une corporation à part des chirurgiens, alors que cependant les opticiens en avaient une. Cela est expressément écrit dans les statuts de 1699 pour les chirurgiens, à l'article 102, concernant les spécialistes en général, « *sans que ceux-ci puissent former un corps distinct et séparé, ni prétendre au droit d'être agrégés à la communauté des maîtres chirurgiens, ni prendre d'autres qualités que celle d'expert pour la partie de chirurgie sur laquelle ils auraient été reçus* ». L'apprentissage n'avait donc pas la régularité qu'il avait chez les chirurgiens barbiers, où il ne paraît guère différer de l'apprentissage dans les autres métiers, comme travaux, comme formalités de réception. L'oculiste avait des aides qui s'instruisaient officieusement à ses côtés et dont

(1) La collection du *Mercure Galant* à partir de 1703 est suffisamment instructive sur ce point.

certains tâchaient d'acquérir le certificat de chirurgien oculiste de Saint-Côme, voilà la vérité.

Au XVIIIe siècle, Maître-Jean, Saint-Yves nous donnent les types de spécialistes accomplis. Leurs livres sont dans les mains de tous ceux qui s'intéressent aux origines de l'ophtalmologie actuelle ; on sait la part qu'ils ont prise à sa formation. Ce sont des œuvres *de bonne foi* et de science,

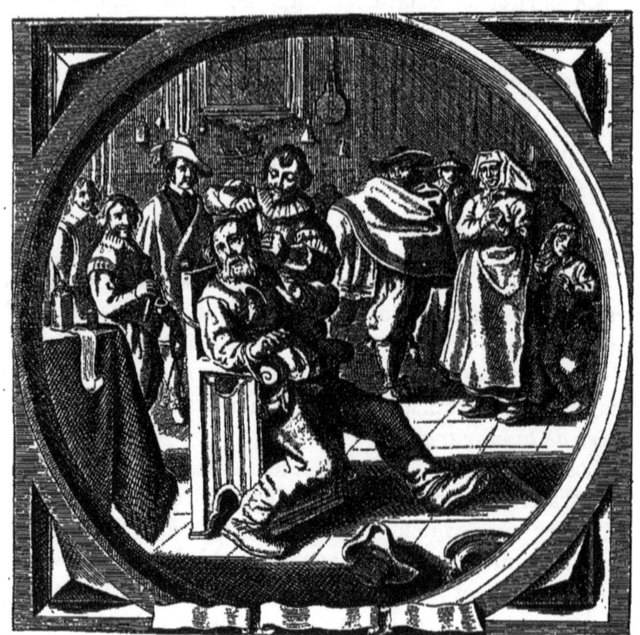

FIG. 8. — Le chirurgien barbier (d'après les œuvres de J. Cats).

publiées au moment même où Woolhouse et Taylor donnaient le spectacle du charlatanisme le plus complet. Pour en revenir à Saint-Yves, dont le traité sera toujours consulté avec fruit, mais est trop connu dans ses détails pour que nous y insistions ici, bornons-nous à dire que malgré sa science et son expérience, et bien qu'il eût tracé la voie à Daviel et permis à Méry de donner l'idée de l'extraction, par ses extractions de cataracte luxée, il sembla malheureusement peu disposé, à la fin de ses jours, à adopter les méthodes nouvelles.

Méry lui-même, qui assistait à ses opérations, l'appelle un zélé sectateur des anciens, et Pellier déclare que « routiné dans l'ancienne méthode, il l'a exécutée (l'abaissement) jusqu'à sa mort ».

Quant à l'immortelle découverte de Daviel, une infinité de travaux publiés soit de son temps (par lui et en particulier par son fils qui passa sa thèse à Saint-Côme sur l'usage des ciseaux dans l'extraction), soit plus récemment, ont fait connaître tous les détails qui s'y rattachent. On sait du reste que, moins d'un an après sa publication, La Faye et Sharp, en employant un seul instrument pour la section cornéenne, créaient le procédé définitif, et il faut répéter avec Delpech que si « Daviel trouva la méthode, La Faye fixa le procédé ». Daviel était oculiste du Roy en survivance de M. de Luze.

Lui succédèrent comme oculistes du Roy les *frères Grandjean*, qui demeuraient rue Galande et qui exécutaient l'extraction de la cataracte d'après le procédé de Daviel, mais en agrandissant la plaie cornéenne avec un couteau mousse, repris depuis par Desmarres comme tant d'autres instruments et procédés de ce temps (releveur, pince à paupières, aiguilles à paracentèse, extraction des cataractes secondaires, procédé à pont, etc.). Ils étaient experts oculistes de Saint-Côme et furent *oculistes à l'Hôtel-Dieu*. On ne trouve dans *l'Almanach Royal* avant eux aucune mention d'un *oculiste*, titulaire et distinct des autres chirurgiens de l'Hôtel-Dieu; mais de 1784 à 1803, les Grandjean y sont en titre et on trouve même dans le *Bulletin des Archives de l'Assistance publique* le document suivant qui les concerne, recherche que nous avons faite avec M. Corlieu :

1773. La Compagnie a arrêté que pour donner des marques de la satisfaction qu'elle a des services rendus à l'Hôtel-Dieu depuis 8 ans par les frères Grandjean, reçus à St-Côme et oculistes ordinaires du Roy, dans le traitement des maladies des yeux auprès des pauvres malades au dit Hôtel-Dieu, il leur sera offert et remis pour leurs services passés et rendus jusqu'à ce jour une somme de 200 livres ; pour l'avenir ils seront priés de continuer leurs services avec les mêmes zèle et soins qu'ils l'ont fait par le passé et de donner à la fin de chaque année un état des opérations qu'ils auront faites à l'Hôtel-Dieu pour être statué par le Bureau sur ce qu'il conviendra de faire à ce sujet.

Il est permis de croire qu'avant eux, les chirurgiens faisaient souvent officieusement appeler un oculiste. Woolhouse, d'ailleurs sujet à caution, rapporte que Méry a fait plusieurs fois venir St-Yves pour opérer des cataractes, en particulier à une religieuse de l'Hôtel-Dieu.

A la même époque exerçaient bien des religieux non diplomés ou diplomés de St-Côme (St-Yves était lazariste) tels que Desmonceaux, oculiste-auriste, qui paraît avoir eu le premier l'idée de l'extraction du cristallin des myopes, mais qui faisait en général opérer ses malades par Wenzel. Malheureusement ses livres ne renferment que de longues dissertations où la théologie nuit considérablement à la science. Rien de commun, comme valeur, avec les livres de Janin, de Pellier de Quengsy sur lequel nous avons insisté ici-même, avec les livres des nombreux oculistes étrangers du temps qui vivaient à Paris, comme les Wenzel et d'autres.

A cette époque (1765) se place la création de la chaire spéciale d'ophtalmologie au collège des chirurgiens de St-Côme, chaire confiée à Deshayes-Gendron, dont le traité est lucide et clair, mais succinct, moins spécial et moins nourri que ceux de St-Yves, de Pellier, auxquels reste la première place; il est bien inférieur aussi aux livres de Wenzel. Ses successeurs furent Becquet et Arrachart.

II

LA CHIRURGIE OCULAIRE FRANÇAISE AU XVIIIe SIÈCLE

PELLIER DE QUENGSY

Sans doute connue dans son ensemble, la chirurgie oculaire française du XVIIIe siècle, qui a brillé d'un si vif éclat et qui a vraiment inauguré la renaissance ophtalmologique aussi bien dans les autres pays que dans le nôtre, est encore à élucider sur certains points controversés et sur certains détails laissés dans l'ombre. Ces dernières années ont vu du reste en France une sorte de réveil dans les études historiques sur ce sujet et les côtés scientifiques et artistiques de l'ophtalmologie ont trouvé également satisfaction aux contributions intéressantes de Chavernac, de Delacroix (1) (de Reims), de Dureau, Dujardin, et de Wecker (2) sur Jacques Daviel. Mais nombre de remarquables talents ont gravité autour de Daviel, et, sans parler de Maître Jean et de Saint-Yves, antérieurs, les noms de Pellier de Quengsy et de Janin sont particulièrement à citer. A l'occasion de conférences sur la médecine opératoire oculaire, faites à l'Hôtel-Dieu, j'ai relu les deux livres, trop peu connus, de Pellier, qui, écrits avec une parfaite clarté, enrichis de centaines de figures originales montrant l'arsenal opératoire de l'époque (3), munis de nombreuses observations détaillées, nous donnent le meilleur tableau d'ensemble que nous ayons de l'oculistique de la seconde moitié du

(1) *Jacques Daviel à Reims, avec lettres, autographes et portrait.* Paris, G. Masson, 1890.

(2) Réminiscences historiques sur l'opération de Daviel. *Arch. d'opht.*, 1893.

(3) Les fabricants d'instruments d'oculistique trouveraient là des indications nombreuses, pour l'historique de leur art.

XVIIIe siècle. On saisit bien dans ses leçons pratiques qui embrassent toutes les opérations sur les yeux et leurs annexes, l'évolution de cette chirurgie vers celle de nos jours, avec

G.PELLIER DE QUENGSY, Fils, Docteur
en médecine & chirurgien Oculiste des
villes de toulouse et de montpellier,
bréveté du Roi, &c

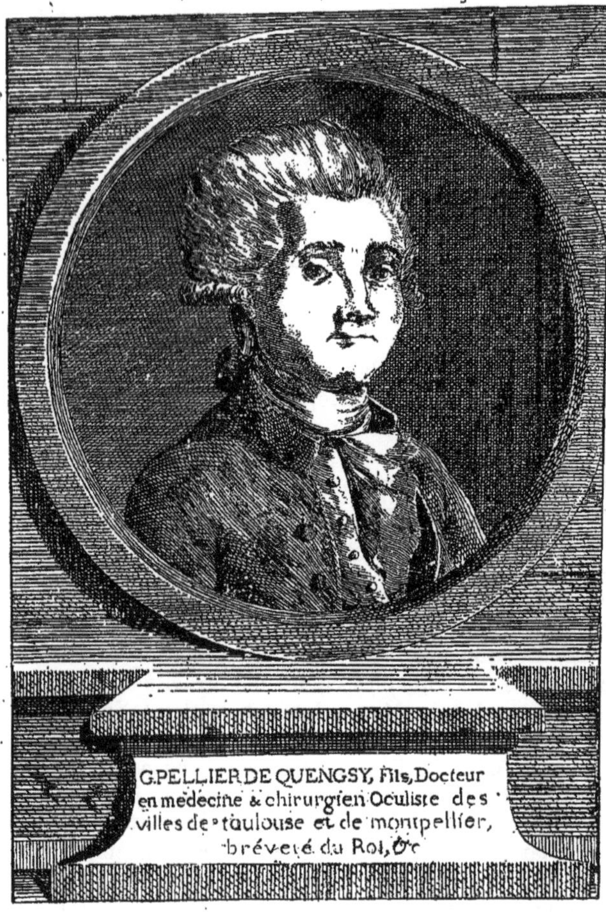

FIG. 4.

laquelle elle a, sur bien des points, comme on pourra le voir, des ressemblances et des identités éclatantes.

Guillaume Pellier de Quengsy, oculiste pensionné des villes de Toulouse (où il séjourna longtemps) et de Montpellier (où il se fixa), était d'une famille d'oculistes, comme Woolhouse, comme Wenzel et tant d'autres. Son père, son premier maître, était «ancien maître en chirurgie et oculiste pensionné des villes de Metz et de Bar-le-Duc, correspondant du collège royal de chirurgie de Nancy, etc.». Son frère, Pellier fils aîné (1), exerça également assez longtemps à Nancy. Tous deux ont laissé des procédés spéciaux que Pellier de Quengsy cite dans ses ouvrages.

Quant à lui, nous sommes fort peu renseignés sur le lieu de sa naissance et de sa mort. Les Dictionnaires et les Histoires de l'ophtalmologie le font mourir à la fin du siècle dernier. Néanmoins on trouve (2) un opuscule intitulé « *Sur l'utilité du séton appliqué à l'œil même*, et lu à la Société de médecine de Montpellier, en mai 1813, par M. G. Pellier, membre de cette société et de plusieurs autres». Cet opuscule, qu'a bien voulu nous transmettre M. Grangé, secrétaire de la Faculté des sciences de Montpellier, que nous remercions très vivement, paraît être de notre auteur, dont il porte le nom et l'initiale du prénom. De nouvelles recherches pourraient éclairer cette biographie indécise et remplacer la banale indication d'existence que répètent les Histoires et les Dictionnaires : elles reculeraient sans doute à notre siècle la mort de Pellier de Quengsy. Mais, s'il est difficile de retracer sa vie, son œuvre est restée intégrale et nous donne sa pensée complète.

L'ensemble imprimé de l'enseignement et des idées de Pellier se résume en deux ouvrages. Le premier, paru en 1783 (3), se compose d'un *Recueil de mémoires et d'observations* déjà

---

(1) *Opérations sur les yeux*, p. 413. « M. Pellier, fils aîné, après avoir étendu sa réputation l'espace de huit années consécutives dans les pays du Nord, s'est rendu en Angleterre où il a eu tellement de succès dans ses opérations, surtout à Aberdeen, en 1785, que les officiers municipaux de cette ville le décorèrent du diplôme de bourgeois pour avoir rendu la vue à une infinité de malheureux aveugles en sorte qu'il est aujourd'hui comme naturalisé écossais. »

(2) DANSAN. *Histoire de l'ophtalmologie à Montpellier*, th. de Montpellier, 1888, et TRUC. *Montpellier médical*, 1887. M. Dansan mentionne dans son intéressante thèse un autre mémoire de Pellier « sur la conservation de la vue » (*J. de méd. de Montpellier*) et l'Annonce (dans le même journal) de son cours annuel sur les maladies des yeux.

Un neveu de Pellier, JEAN-DENIS PELLIER, a soutenu sa thèse (*Sur l'opération de la cataracte par extraction*) à Strasbourg, en octobre 1815. Il y décrit surtout le procédé de Pellier aîné, dont il a suivi la pratique. Pellier aîné se servait d'un releveur mousse et fixait l'œil avec la pique de Pamard.

(3) *Recueil de mémoires et observations, avec un nouveau procédé pour extraire la cataracte*. Montpellier, chez Jean Martel (a été traduit en allemand, 1789).

publiés pour la plupart et réunis en volume; le second, sous le titre de *Cours d'opérations sur les yeux*, avec planches gravées et portrait de l'auteur, fut imprimé à Paris et à Montpellier en 1787.

Nous réunissons dans une même étude les documents contenus dans ces différentes publications, en prenant surtout la Chirurgie oculaire qui est l'œuvre la plus complète, pour base.

Comme dans les plus récents traités d'ophtalmologie, ce livre commence par la description de l'anatomie de l'œil et de ses annexes. Cette anatomie est entachée d'une partie des erreurs scientifiques de l'époque, et nous n'en dirons pas grand'chose. L'orbite, les muscles de l'œil, les paupières et leurs muscles, la glande lacrymale, le canal lacrymo-nasal, sont très sommairement décrits. La cristalloïde a pour usage de recevoir des vaisseaux nourriciers du cristallin. L'auteur suppose aussi, comme Sténon et Janin, qu'une partie des larmes vient de l'humeur aqueuse et transsude à travers la cornée; à ce propos, répondant à un de ses malades à qui un chirurgien avait proposé l'extirpation de la glande lacrymale orbitaire contre son larmoiement (1), il dit que l'opération sera suivie d'un insuccès fatal, puisque une grande partie des larmes est fournie par l'humeur aqueuse. Il est intéressant de voir déjà l'idée de l'extirpation des glandes lacrymales contre le larmoiement être émise et rejetée pour des raisons en somme théoriques.

Mais, d'autre part (2), l'étude des membranes internes et du nerf optique n'est pas absolument indifférente, et on nous permettra de citer ces définitions de la choroïde et de la rétine: « L'usage de la choroïde est d'absorber une partie des rayons lumineux et l'usage de la rétine (3) est de recevoir l'impression des objets lumineux, et par l'agitation de la lumière sur ses fibres nerveuses, les idées des objets qui sont peints sur elle, étant transmises au cerveau sont excitées dans l'âme. » Notons encore que Pel-

(1) *Recueil d'obs.*, p. 14.

(2) Consulter et comparer l'anatomie de l'œil dans Galien, Mondeville, Guy de Chauliac, Dionis, Rosenmüller, Zinn, Demours, avec l'anatomie oculaire actuelle. Notons, à propos de l'anatomie oculaire de l'époque, que Brisseau et Méry (v. Brisseau. *Traité du Glaucome*) pensaient avoir découvert des *glandes* dans le corps ciliaire.

(3) Cette opinion longtemps discutée était cependant déjà courante à cette époque et même avant. Dionis, dans son Anatomie (Paris, 1715) dit textuellement: « la vision n'est causée que par un ébranlement de la *rétine* excitée par la lumière, soit directe, soit réfléchie dont l'impression, suivant l'opinion *commune*, se communique jusqu'au cerveau ».

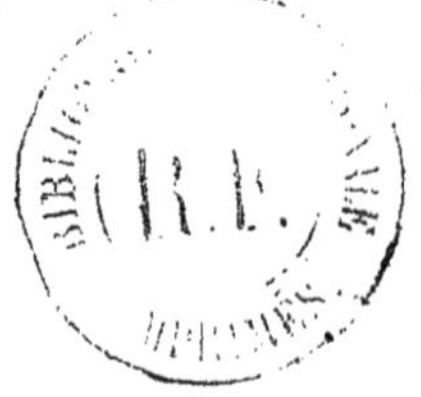

lier se sert d'un petit instrument qu'il appelle *ophtalmomètre*, qui est composé de petites tiges métalliques ; cet instrument étant plongé dans l'œil au centre de la cornée, y pénètre et est destiné à mesurer sur les cadavres frais la longueur de l'œil et par les crans dont il est muni, les dimensions de la chambre antérieure, l'épaisseur du cristallin, de la cornée et des autres membranes oculaires (1).

Quoi qu'il en soit, ce n'est pas en anatomie qu'il faut chercher la supériorité de Pellier. C'est maintenant que nous allons le trouver clinicien expert et chirurgien sûr, dont presque toutes les phrases révèlent une expérience, une dextérité et surtout un esprit d'initiative qu'il faut vraiment admirer.

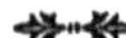

Les maladies de la *conjonctive* sont soignées de la façon suivante : dans les inflammations, en plus des lavages répétés (eau de sureau, eau de Saturne, *animées* de quelques gouttes d'eau-de-vie camphrée), il use des scarifications faites avec un minuscule « rasoir oculaire », prédécesseur du scarificateur de Desmarres. Les phlyctènes sont ouvertes, quelquefois excisées au cours d'un traitement par les lavages déjà mentionnés et divers collyres (2).

Dans l'ophtalmie blennorrhagique il incise largement le chémosis avec les ciseaux courbes (3). Il pratique la *tonsure* péricornéenne (4) toutes les fois que la cornée est envahie par les vaisseaux *variqueux* (pannus). Les tumeurs de la conjonctive et du repli semi-lunaire sont disséquées et l'emplacement cautérisé au beurre d'antimoine et à l'eau mercurielle affaiblie. Le ptérygion est « enlevé » soit à la pince et aux ciseaux, soit avec une anse de fil qui le suspend et l'attire pendant l'excision. Pellier se borne, après l'ablation, à de légères cautérisations chimiques et ne parle pas de sutures consécutives.

Le traitement du *trachome* consiste, à son premier degré, en des collyres (eau de Saturne) et un régime général émollient; au second degré, « quand il se forme de petites tumeurs qui ont

(1) Voy. PETIT et BIGNON in HALLER. *Diss. chirurg.*, t. V.

(2) *Rec. d'obs.*, dernier chapitre. Ces collyres étaient versés dans l'œil avec une cuiller à café ou un tuyau de plume, ou pris en bains d'œillère.

(3) Il traite par les frictions mercurielles l'ophtalmie « vénérienne ».

(4) Connue des Arabes, de Guy de Chauliac, et de tous les prédécesseurs de Pellier. Un assez grand nombre d'auteurs la font remonter seulement à notre siècle (Furnari).

la figure de grains de figue », on doit les emporter à la pointe des ciseaux ou les moucheter avec le scarificateur, en y joignant des douches d'eau tiède pour augmenter l'écoulement du sang.

Je note enfin combien sont justes ses idées fondamentales sur le traitement des conjonctivites, par exemple sa recommandation de *ne pas bander* l'œil dans ces cas-là (1), mais de le protéger seulement par la compresse « voltigeante » de taffetas noir ou vert que nous retrouverons aux suites de l'extraction de la cataracte.

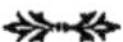

Les affections de la *cornée* sont également l'objet de traitements chirurgicaux importants. Ses opacités, en plus de la péritomie et des scarifications de leurs vaisseaux sanguins, réclament souvent l'*abrasion* des lames opaques, avec une lancette fixe sur son manche, et la cure se complète par les applications au pinceau d'esprit volatil de corne de cerf.

Pellier fait l'*extirpation des staphylômes* opaques avec les ciseaux, et en obtient la guérison *sans sutures* par des pansements compressifs longtemps continués, Enfin, donnant une idée assez déconcertante, reprise plus tard d'ailleurs en Allemagne (Nussbaum) et en France (E. Martin), il propose de substituer à l'ectasie opaque, une cornée artificielle de verre, qui tiendrait par quelques points de suture. Il ne paraît pas se faire de grandes illusions sur sa proposition et croit « qu'on pourra s'élever contre cette nouvelle opération ».

Les corps étrangers sont extraits à la pince, au couteau lancéolaire, à l'aimant, suivant leur volume, leur siège et leur nature.

Les affections aiguës qui résistent aux lavages et aux topiques conjonctivaux, commandent l'intervention armée, et l'*abcès* « nécessite une attention plus particulière pour en faire l'ouverture ». Cette ouverture est pratiquée *de côté*, avec la petite lance de Daviel. L'hypopyon *excessif* est ponctionné, tantôt *au bas* de la cornée « presque à son limbe » avec une petite *aiguille triangulaire à arrêt* ou avec l'ophtalmotome (couteau à cataracte), tantôt de côté avec la lancette, quand l'abcès est situé à la partie supérieure. Pellier parle même (2) d'un abcès qu'il *ouvrit transversalement*. Nous n'insiste-

(1) *Rec. d'obs.*, p. 454.
(2) *Cours d'opérations*, p. 149.

rons pas sur l'extrême variété de ces procédés qui semblent dater d'hier, et que du reste Saint-Yves avait grandement contribué à faire adopter.

Au chapitre comprenant les interventions iriennes combiné avec celui qui concerne l'extraction des cataractes, nous trouverons les différentes opérations à faire subir à l'iris, soit avant l'extraction, quand la pupille est adhérente, soit longtemps après, quand il y a occlusion pupillaire et que l'iridocapsulotomie aux ciseaux (Janin) ou la faucille (Woolhouse, Cheselden) devient une nécessité. Pour ce qui est des opérations à faire sur l'iris, lorsque le cristallin transparent est en place, il faut reconnaître que ce qui concerne la pupille artificielle, contre les taies de la cornée, ou en cas d'exsudats pupillaires, est bien insuffisant, comparé à ce que nous trouverons plus loin sur l'opération de la cataracte, et à la finesse des sphinctérectomies et des iridectomies optiques actuelles.

Nous allons pouvoir maintenant apprécier Pellier dans ses remarquables travaux sur l'extraction de la cataracte. Il est, en effet, un des contemporains de Daviel qui ont le plus contribué à établir définitivement la suprématie de l'extraction sur l'abaissement. Adversaire de cette dernière opération, il réfute un à un les arguments que Pott et d'autres chirurgiens avaient entassés contre l'extraction, et il nous montre en France un exemple imprévu de la routine. Saint-Yves resta en effet jusqu'au bout partisan résolu de l'abaissement, alors que ses propres extractions du cristallin tombé dans la chambre antérieure avaient frayé la voie où passa Daviel lui-même.

Mentionnons, pour n'y pas revenir, la description (avec une planche pour chaque chapitre, reproduisant les instruments particuliers de chaque oculiste) des procédés de Daviel, La Faye, Poyet, Tenon, Grandjean, Pellier père, Bérenger, Wenzel père, Pamard, Guérin de Lyon, Durand, Pope, Favier, Guérin de Bordeaux, Pellier aîné, Demours, Sharp, et des élèves de l'École pratique de Paris. Cet exposé clair et précis de chaque méthode sera toujours d'un grand secours pour les études historiques sur ces auteurs, d'autant plus que les ouvrages de quelques-uns ou leurs articles publiés dans les journaux, ont disparu depuis longtemps.

Quoi qu'il en soit, Pellier déclare qu'on ne saurait faire remonter plus haut que 1707 (Saint-Yves et Petit) la pratique de l'extraction du cristallin, mais que l'idée de l'opération semble dater des temps les plus reculés. Quant à la nature et au siège de la cataracte, c'est d'abord à Képler (démonstration des usages du cristallin) et surtout à Remi Lasnier, mort en 1690 et à plusieurs autres savants ses contemporains (Quarré, Rolfynck, etc.) qu'il faut attribuer la découverte que Maître-Jean et Brisseau contribuèrent à mettre en évidence. Ne trouve-t-on pas dans l'analyse d'un travail de Mariotte sur son expérience bien connue du punctum cæcum, les lignes suivantes (*Journal des savans*, 1668) : « L'expérience qu'on a faite depuis quelque temps, a *entièrement* détruit l'opinion qui faisait du cristallin l'organe de la vision, le seul moyen de rendre la vue dans la cataracte étant d'abattre le cristallin, c'est-à-dire de le *rendre inutile.* » Gassendi admettait du reste que toute cataracte siégeait dans le cristallin opacifié.

Pellier insiste à juste titre sur la proposition si nette et si détaillée de Méry (Acad. des sciences, 1707) de pratiquer de propos délibéré par la cornée, l'extraction de la cataracte (1).

On voit bien, nous semble-t-il, d'après cet aperçu historique, que c'est la découverte anatomique du siège de la cataracte qui a suscité, peu de temps après, des opérations d'extraction systématique. Comme en chirurgie générale, tout progrès dans l'anatomie normale et pathologique de l'œil et de ses annexes a agrandi bientôt le champ opératoire de notre spécialité.

Le dix-septième siècle place la cataracte à son siège exact. Méry propose et Daviel crée la méthode définitive, tandis que la Faye fixait le procédé (Delpech).

Tenon et Bonnet décrivent et renouvellent l'anatomie des muscles de l'œil et de la capsule péri-oculaire. L'énucléation, jusque-là vraie boucherie, devient une opération des mieux réglées, une élégante *désarticulation.* Et à côté de semblables acquisitions, combien nous pourrions faire de remarques du même genre concernant la marche simultanée et corrélative du progrès en anatomie et en chirurgie oculaires ? L'opérateur surgit toujours quand les circonstances l'ont

---

(1) Il y a quarante-six ans que M. Méry fit la proposition d'extraire la cataracte par la cornée. (LA FAYE. *Remarques sur l'opération de M. Daviel.* Mém. de l'Académie Roy. de chir.) Consulter aussi les œuvres de Méry, publiées récemment par L.-H. Petit et qui contiennent diverses notes ophtalmologiques intéressantes.

rendu possible, et il n'y a pas plus là qu'ailleurs, de génération spontanée.

Pellier, qui ne paraît pas connaître la dernière manière de Daviel (1), fait remarquer que, la plupart des chirurgiens trouvant le procédé du grand maître trop compliqué, chacun a imaginé une lame tranchante pour couper la cornée d'un seul coup (2). Ils se servent ensuite, soit du kystitome de La Faye, soit de l'aiguille en or de Wenzel pour fendre la cristalloïde, puis par la compression du globe avec les doigts seuls ou avec les doigts et le plat d'une petite curette, ils donnent issue au corps opaque. S'il reste des fragments, ils pénètrent dans la chambre antérieure et les entraînent avec la curette. Si la membrane est altérée, ils vont la chercher avec une petite pince ou se contentent de l'inciser en croix (Tenon), suivant une méthode que l'on a depuis très souvent cherché à généraliser et pour laquelle Rivaud-Landrau a inventé le kystitome actuel (*Ann. d'oc.*, 1848) Voilà, où en était l'extraction au moment où Pellier commença lui-même à réfléchir sur ce sujet et à chercher sa méthode personnelle.

Cette méthode qui, en somme, descend de celle de Sharp, il l'applique dans tous les cas de cataracte simple, et elle « *consiste à faire l'opération d'un seul coup de main et avec un seul instrument* ». Il paraît l'avoir mise en pratique vers 1770, et la présentation de la méthode à la Société des Sciences de Montpellier, qui est de 1776, ne paraît venir qu'après une expérience de plusieurs années. Voici quels étaient la conduite préopératoire de notre auteur, ses procédés d'extraction et les soins consécutifs. *Avant l'opération*, comme Daviel père et Daviel fils (3), Pellier se soucie assez peu d'une longue préparation des malades, excepté s'ils ont un état général mauvais, auquel cas il les fait saigner et les met à un régime préalable approprié. Ses recommandations sur l'abus des grandes préparations avant l'opération de la cataracte, étaient relativement nouvelles, car la plupart des oculistes du temps soumettaient leurs

(1) De Wecker. *Arch. d'opht.*, 1893.

(2) Le couteau étroit de Tenon et le couteau triangulaire de Bérenger constituent, comme M. de Wecker l'a fait observer, des documents auxquels il faut attribuer l'importance qn'ils méritent. La Faye (1753. *Mém. de l'Acad. de chir.*) paraît être le premier qui ait eu l'idée d'employer un seul instrument pour la section.

(3) *Journal des savans*, 1756. Lettres sur l'extraction par Daviel père et Daviel fils.

malades à un nombre infini de purgations, de saignées, de potions intempestives, pendant plusieurs semaines avant l'opération. Pellier opère dès le lendemain de l'examen des yeux et du corps : un souper léger et un lavement, la veille, et c'est tout.

Comme pour Daviel, *la maturité complète* n'est pas absolument nécessaire à la réussite, d'autant plus qu'un certain nombre de cataractes ne mûrissent jamais. Le choix des saisons est à peu près indifférent.

Ajoutons que Pellier opère quelquefois les deux yeux, séance tenante.

Le malade est assis sur une chaise un peu basse, à côté d'une fenêtre et le chirurgien s'assied sur un siège un peu plus élevé. Un aide tient la tête contre sa poitrine et soulève la paupière supérieure avec l'index. Pellier porte ensuite le médius de sa main gauche et l'index sur la paupière inférieure qu'il abaisse.

C'est alors qu'avec la main droite armée de son « ophtalmotome », il fait la section en bas après avoir fait la kystitomie avec la pointe du couteau. L'incision terminée, il comprime légèrement le globe de l'œil vers la partie supérieure, avec le plat de l'instrument, et il en fait autant avec l'index de la main gauche vers la partie inférieure ; la cataracte sort très facilement en général. Souvent aussi il emporte la cataracte au bout du couteau, « en lui faisant présenter son biseau au travers de la prunelle » (1), surtout si la cataracte est solide. « Toutes les personnes, dit-il, qui m'ont suivi dans le cours de mes opérations, ont été témoins de ce coup de main. »

S'il reste des fragments de cataracte, la petite curette, montée sur le même manche que le couteau, les entraînera. Enfin, cette curette est repassée dans les lèvres de la plaie, « afin de faire rentrer l'uvée, s'il y a lieu ».

Revenons sur divers points de l'opération. Nous avons vu d'abord que Pellier, visant avant tout à diminuer le nombre des instruments, rejette tout ceux que l'on peut rejeter, puisqu'il ne conserve que le couteau et quelquefois la curette. Plus de speculum oculi ; dans de très rares cas, chez les malades très indociles, ou sur des yeux « convulsifs », par exemple chez les aveugles de naissance (nystagmus), il se sert de deux instruments dont l'un n'est autre qu'une petite pince à crochet, et surtout d'un croissant légèrement dentelé que l'on appuie dans

---

(1) Wenzel se servait d'un crochet dans des cas analogues.

le grand angle de l'œil pour l'empêcher de fuir sous le couteau. Mais ces instruments sont d'un usage tout à fait exceptionnel. L'instrument tranchant est un couteau étroit à tranchant convexe et à pointe fort aiguë, ne conservant du couteau de Bérenger que la partie utile.

Nous en donnons ci-après la reproduction aux 4/5 de la grandeur (1) naturelle et nous en avons présenté un modèle du temps à la Société d'ophtalmologie de Paris en 1895. Ce modèle a été retrouvé à Toulouse, ville que Pellier a longtemps habité, par notre confrère le Dr Maraval.

La lame a deux pouces de long sur une ligne deux tiers dans sa plus grande largeur. Le manche est à pans pour qu'il ne roule pas dans les doigts. Avec cet instrument, Pellier affirme ne pas mettre plus d'une minute pour l'extraction, et l'opération dure souvent à peine un tiers de minute, quelquefois même dix-sept secondes, comme dans celle qu'il raconte avoir faite à M. de Joubert, syndic général du Languedoc. Cette méthode fut présentée à la Société des sciences de Montpellier, et nous avons dans le *Recueil d'observations*, le rapport des commissaires de la Société sur le procédé. Les commissaires font une critique des plus fines de l'opération de Pellier, et nous devons citer une partie de leur mémoire. « S'il était démontré, disent-ils, qu'il est avantageux d'ouvrir la capsule en même temps qu'on fait la section de la cornée, le progrès serait évident. Mais il y a des raisons qui semblent établir qu'il vaut mieux ouvrir la cristalloïde après que la cornée a été entièrement coupée. » Les commissaires insistent, d'une façon plus précise, sur leurs objections, et pensent que le procédé expose : 1° à blesser l'uvée ; 2° à la cataracte secondaire, parce qu'on ne peut guère choisir le point de la kystitomie et qu'elle peut être insuffisante ; 3° si l'humeur aqueuse se vide avant la contre-ponction, l'embarras est grand, et ils ajoutent : « la méthode dont nous rendons compte, est une de celles qui demandent le plus de dextérité, et l'auteur convient dans son mémoire qu'il faut une grande pratique pour la bien faire; or c'est toujours un défaut dans une méthode ». En terminant, les critiques rendent un juste éloge de Pellier, en affirmant l'originalité de sa méthode et en donnant les plus grandes louanges à son habileté manuelle, unanimement reconnue, affirment-ils, par tous les médecins et chirurgiens qui l'ont vu opérer.

La réponse de Pellier à ces objections n'a pas un très grand

(1) D'après le *Recueil d'observations*.

intérêt, car il se borne à déclarer que les accidents que l'on reproche à sa méthode sont excessivement rares, que son opération est très rapide, qu'il n'est pas obligé d'opérer ses malades couchés comme le faisait déjà si justement Pamard par exem-

Inſtrument appellé Ophtalmotome. Pag. 52.

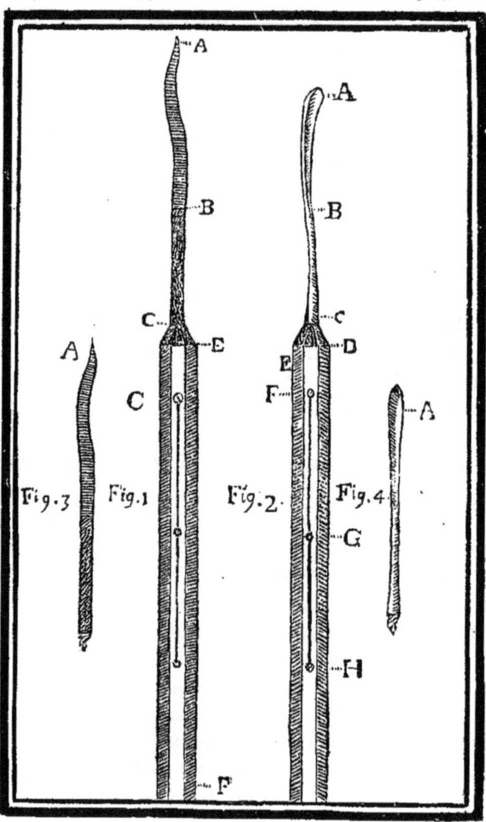

Fig. 5

ple, et qu'en définitive, la dextérité nécessaire à l'opération n'est un défaut, ni pour l'opérateur ni, pour le procédé. On emporte néanmoins cette conviction, à la lecture de ses arguments, que la kératokystitomie en un seul temps n'était guère plus faite en 1776 qu'aujourd'hui pour emporter la majorité des suffrages (1) par ses qualités hasardeuses. Néanmoins, si l'on songe que Pellier faisait son opération sans chloroforme, sans cocaïne et aussi sans antisepsie, on conviendra que, pour l'époque, c'était peut-être un progrès que d'aller le plus vite possible en opérant, et de n'employer qu'un seul instrument. C'était réaliser le minimum de douleur opératoire et le minimum d'infection par les instruments. En un temps où la cocaïne assure l'anesthésie et où les instruments sont stérilisés, on a le droit d'agir différemment et d'exécuter sans scrupule tous les temps réguliers de l'extraction.

L'incision sera faite presque toujours en bas et elle sera d'une étendue sur laquelle Pellier, comme tous les auteurs du temps, est assez peu précis. Cependant, il dit qu'elle embrassait tantôt les *deux tiers* (2), mais le plus souvent la « demi-sphère » cornéenne (3). Nous verrons que Pellier fait *beaucoup varier* cette incision suivant la consistance de la cataracte. Et, si l'on nous permet d'insister sur un point encore récemment discuté, nous citerons ce que Daviel fils dit, dans le *Journal des savans* (1756), de l'incision pratiquée en général par son père: « Tous ceux qui ont suivi mon père dans ses travaux, sont témoins qu'on ne saurait apercevoir chez la plupart de ses malades que les cornées ont été coupées *dans la moitié de leur disque.* » Pellier pratique quelquefois la section en haut, quand il y a des cicatrices à la partie inférieure. Il s'attribue la priorité de cette incision et déclare qu'il l'a publiée avant Wenzel fils (4). Dans les variétés de cataractes autres que la cataracte sénile vulgaire, les procédés sont différents et l'incision en général bien plus petite.

La cataracte *molle et même laiteuse*, en particulier *chez les jeunes sujets*, ne nécessite qu'une incision *d'un quart à un*

---

(1) Les nombreux opérateurs qui ont adopté périodiquement ce procédé n'ont ajouté à l'opération de Pellier que le couteau de Græfe, et il est même probable que la kératokystitomie reste plus facile avec un couteau courbe, évitant mieux l'iris, mais elle reste aussi profondément inutile que par le passé.

(2) Il est permis de croire que, dans nombre de cas, Daviel n'incisait que la moitié de la cornée (de Wecker), comme le dit Daviel fils, et il paraît démontré qu'il n'a jamais recommandé la section des 2/3 (Sourdille). La mesure du lambeau n'était du reste pas toujours très facile sur un œil, non fixé, non anesthésié et avec des ciseaux qu'on était souvent obligé d'introduire plusieurs fois dans une chambre antérieure vide ; mais on pouvait toujours arriver ainsi à faire une ouverture suffisamment large.

(3) *Cours d'opér.*, p. 252.

(4) *Cours d'opér.*, p. 331.

tiers de la cornée (1), mais pratiquée de la même manière et avec les mêmes instruments que chez l'adulte, proposition que la vogue de l'extraction linéaire à la pique chez les enfants est loin d'avoir infirmée. Pellier traite les cataractes infantiles par l'extraction seulement.

Les cataractes avec lésions capsulaires ne peuvent s'opérer par kératokystitomie combinée; on fait l'incision cornéenne sans kystitomie et on introduit ensuite *de petites pinces à ressort* avec lesquelles on enlève entières ces cataractes, qui ressemblent souvent à des hydatides. C'est le procédé à employer dans les formes de cataractes se prêtant mal à la kystitomie.

Dans les cas où il y a *complication de glaucome*, on pratiquera d'abord la *ponction du corps vitré* et on n'hésitera pas à faire ensuite l'extraction comme d'habitude.

S'il y a des *adhérence iriennes*, on tâchera avec l'ophtalmotome de détruire les adhérences, et même de *fendre* l'uvée pour faire sortir par là le cristallin; mais souvent il faut piquer le biseau du cristallin avec la pointe, pour *l'enfiler* et l'extraire.

Toutes les fois qu'il est nécessaire d'extraire des cataractes dans leur capsule, Pellier se sert du procédé de la pince qui enlève tout le système cristallinien.

Parlons maintenant des incidents qui peuvent accompagner l'opération. La *perte du corps vitré* n'est un inconvénient que si elle est très abondante ; si elle est très petite, s'autorisant de Richter (2) et de sa propre expérience, Pellier croit que les malades voient aussi bien, sinon mieux. S'il reste des masses corticales, on les enlève avec la curette, et s'il y a une capsule trop épaisse, il ne faut pas hésiter à aller la saisir avec les petites pinces à ressort et à l'extraire par de petits mouvements de va et vient. Voici ce que dit Pellier de la kystectomie avant l'extraction du cristallin (3) : « On pourra, après la section de la cornée, aller chercher la cristalloïde antérieure avant que d'extraire le cristallin, mais la pratique m'a appris qu'il était mieux de l'ôter après que celui-ci est dehors, par la raison qu'elle est dans un état de relâchement... Cependant lorsque je soupçonne que la cristalloïde est entièrement altérée avec le cristallin, je procède à son extraction sitôt que la cornée est sectionnée, à la faveur de petites pinces à ressort. » On entraîne fréquemment de la sorte le cristallin avec toute l'enveloppe. On

(1) *Cours d'opérations*, p. 257.
(2) *De l'extraction de la cataracte*.. Göttingue, 1778.
(3) *Cours d'opérations*, p. 262 et 263.

ne se préoccupera pas beaucoup si *l'iris a été touché* légèrement par le couteau, mais s'il a été assez largement chargé par le couteau et si l'humeur aqueuse s'est écoulée avant la contreponction, on est obligé de retirer le couteau et de lui substituer une *lame à extrémité arrondie;* il faut faire la contreponction qui doit lui donner passage, *avec une lancette* de dehors en dedans.

Le *pansement* (1) qu'on applique après l'opération, comprend les deux yeux, même si l'on n'en a opéré qu'un. Il se compose de *petits sachets de coton en rame*, assujettis avec une bande de linge usé, fixée elle-même avec des épingles. On y ajoute quelquefois une bande qui passe sous le menton. On appliquera le pansement sans faire distinguer aucun objet, « à moins qu'on n'y soit forcé ». Le malade, déshabillé par un aide, sera mis au lit ou restera dans un fauteuil s'il ne peut pas supporter le lit, et pendant les quatre premiers jours (2), on se contentera de lui donner du bouillon et divers rafraîchissements légers, en même temps qu'on observera la plus grande prudence dans les mouvements qu'on lui permet. On n'enlèvera le pansement ouaté *qu'après quatre ou cinq jours* (3), et ce jour-là, on pourra lever le malade une ou deux heures. Ce n'est que vers le onzième ou douzième jour qu'on appliquera les simples compresses volantes, et le malade sortira de quinze jours à un mois après l'opération. On ne doit laisser lire le malade avec ses lunettes à cataracte que deux ou trois mois après l'opération. Pellier cite quelques observations de myopes « devenus presbytes » après l'extraction du cristallin (4).

Pellier insiste sur la nécessité d'un *pansement sec* et tout un chapitre de son Recueil d'observations porte sur l'abus de l'application de compresses mouillées sur les yeux opérés de cataracte (5).

---

(1) *Recueil d'obs.*, p. 141.

(2) Daviel était moins partisan des pansements rares, d'après Delacroix, qui dit qu'il changeait le premier pansement au bout de vingt-quatre heures; dans une lettre que cite Pellier, Daviel se résolut cependant à ne lever un pansement que le quatrième jour au matin et encore à la suite de douleurs; il faisait donc quelquefois des pansements rares.

(3) Pellier (th. de Strasbourg, 1815) dit même que Pellier aîné n'enlevait le pansement que le 10e jour.

(4) Comme Vacher l'a remis en lumière, Desmonceaux dans son traité et dans divers opuscules (Lettre sur les yeux des enfants naissans), insiste sur l'utilité d'extraire le cristallin chez les myopes encore jeunes, moyen inconnu avant l'extraction.

(5) P. 154.

Les accidents immédiats de l'opération peuvent être, d'abord, l'inflammation de la plaie, et il faut regarder l'œil du malade, dès qu'il souffre. On traitera cette inflammation commençante (si elle n'est pas due à un excès de compression ou au renversement des cils) par la saignée au pied, par les pédiluves, par des collyres alcoolisés et par le nettoyage constant des yeux avec des infusions de fleur de sureau, *animées* de quelques gouttes d'eau-de-vie. Si l'inflammation s'accentue encore, on tâche de faire des scarifications et même l'excision partielle du chémosis ; s'il y a un hypopyon, on l'ouvrira, et si l'inflammation rend *l'œil monstrueux*, on se contentera de cataplasmes employés continuellement.

S'il se produit *la hernie de l'uvée*, après avoir essayé de la réduire, et de la comprimer pendant quelques jours, on l'incise pour évacuer l'humeur aqueuse de la poche et on continue les pansements compressifs. D'autres fois, on la coupe avec des ciseaux convexes. Dans d'autres cas, on la cautérise simplement avec un petit pinceau chargé d'huile d'antimoine, appliqué avec grandes précautions.

Les accidents éloignés comprennent surtout la *cataracte secondaire* simple ou *adhérente*. Quand la pupille est adhérente, Pellier fait l'irido-capsulotomie avec des ciseaux à une seule branche pointue (1), selon le procédé de Janin. Dans les autres cas, il fait toujours l'extraction de la membranule avec les petites pinces à ressort, et il l'*enlève tout entière* « par de petites secousses, dirigées en tous sens, et en la tordant » (2) ; si l'iris résiste, on fait l'extraction partielle, en sectionnant avec des ciseaux une partie de la cristalloïde (3).

Nous nous garderions bien d'affaiblir par des commentaires cet exposé de la pratique du maître. Qu'il nous soit permis de citer ces réflexions (4) sur les procédés qu'exige l'opération de la cataracte par extraction : « Les règles générales et les procédés pour extraire chaque espèce de cataracte, doivent donc être variés à l'infini, mais il faut que celui qui veut se mêler de faire ces sortes d'opérations soit suffisamment instruit, sans quoi il ne pourra varier le manuel de l'opération relativement à une infinité de circonstances. S'il n'a pour lui qu'une cer-

---

(1) Janin. *Mém. et obs.*, 1771.

(2) *Cours d'op.*, p. 325. Les oculistes du temps pratiquaient souvent cette opération.

(3) *Ibid.*, p. 336.

(4) *Opérations sur les yeux*, p. 338.

taine routine ou habitude, il ne sera jamais qu'un oculiste dangereux. Ainsi l'on voit par là de quelle importance est l'anatomie pour celui qui veut faire des progrès dans cette partie de l'art de guérir. C'est avec juste raison qu'on la considère comme une vraie boussole qui conduit la main de l'opérateur. » On ne peut s'empêcher, en présence d'une telle délicatesse dans l'indication opératoire des procédés d'extraction, de se demander comment de semblables vérités ont pu être méconnues par les nombreux chirurgiens qui abaissaient encore la cataracte, il n'y pas trente ans, alors que, « en 1750 l'extraction jouissait déjà de la plus haute réputation » (1).

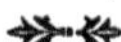

Bien connue, si l'on en croit de nombreuses thèses de cette époque, l'hydropisie de l'œil et les différentes variétés d'hydrophtalmie proviennent de l'augmentation de l'humeur vitrée et alors la pupille est dilatée et presque immobile, ou bien elles dépendent de l'augmentation de l'humeur aqueuse. Il s'agit le plus souvent d'une hypersécrétion,mais quelquefois cette hydropisie de l'œil peut provenir *du resserrement des pores excréteurs de la cornée transparente* (2). On voit là une sorte de début des théories hypoexcrétoires. Le traitement découle naturellement de ces diverses théories. « Les douleurs ne surviennent que par l'extension *considérable* que toutes les membranes de l'œil souffrent dans une pareille circonstance, et il ne faut pas tarder pour faire l'opération, car, si on laisse la situation se prolonger, les principales parties de l'œil, ayant perdu entièrement leur ton et leur ressort, ne peuvent plus se rétablir, malgré toutes les peines et tous les soins qu'on se donnerait pour y parvenir. « Ce traitement consistera, d'abord dans la ponction de la chambre antérieure, au niveau du limbe, avec une petite lance courbe sur le plat, mais on sera souvent obligé d'en venir à la ponction de la sclérotique ; on n'emploiera pas le trocart de Woolhouse qui avait un des premiers pratiqué cette opération, mais bien l'aiguille courbe précédente. On la plonge dans la sclérotique à *deux lignes de son union* avec la cornée. Pellier cite un grand nombre d'observations de guérison par ces ponctions.

Les maladies de la rétine et du nerf optique qui sont carac-

(1) *Ibid.*, p. 38.
(2) *Rec.*, p. 396.

térisées par l'état de la goutte sereine, sont traitées par Pellier (après beaucoup d'autres oculistes de son temps) par l'électricité statique.

Les tumeurs de l'œil et en particulier le « carcinome » seront opérés de deux façons : si l'on juge qu'il ne s'étend pas plus loin que vers les chambres de l'œil, on doit se contenter d'extirper la partie antérieure du globe qu'on a transpercée avec un fil qui permet d'attirer le segment antérieur. Cette extirpation partielle « défigure moins » l'opéré que l'extirpation totale. Mais il ne faut pas hésiter à faire l'extirpation totale de l'œil, dès qu'on suppose qu'il est entièrement envahi.

Pour faire l'énucléation, Pellier fait en général une ponction au globe pour évacuer une partie de ses humeurs, puis le saisissant avec des pinces, il en sépare au bistouri la conjonctive et termine l'opération par la section du nerf optique et des muscles avec des ciseaux courbes. Mentionnons à ce sujet ces remarques pratiques : « Il sera au choix du chirurgien d'entrer dans l'orbite avec les ciseaux courbes du côté qui lui paraîtra le plus commode, mais en général la situation de l'œil près de la paroi interne, prescrit de pénétrer dans l'orbite du côté du petit angle. »

Dans la panophtalmie, Pellier n'indique guère que des ponctions larges, au début, puis, comme nous l'avons vu aux accidents de l'extraction de la cataracte, il laisse aller les choses, en se contentant de mouchetures, de résections du chémosis et de cataplasmes.

L'œil artificiel est en verre peint.

Pour le strabisme, l'auteur se borne à indiquer l'emploi des louchettes.

Voyons maintenant la chirurgie des paupières. Les abcès et orgelets sont incisés horizontalement, et les chalazions systématiquement extirpés par la peau, avec le bistouri, l'érigne, et une pince en étrier et à virole qui a la forme générale de celle dont nous nous servons aujourd'hui. Si pendant la dissection, la poche crève, on curette ce qui en reste. Les autres petites tumeurs et kystes des paupières sont extirpés par dissection du côté de la peau ou de la conjonctive suivant le siège de leur proéminence.

Le trichiasis est assez faiblement traité et Pellier paraît gnorer la transplantation du sol ciliaire, cependant bien connue des anciens (1). Il se contente de l'épilation et de la cautérisation à la pierre infernale, rarement à l'aiguille rougie, au niveau des bulbes ciliaires. L'ectropion est traité par des résections conjonctivales, la ptose palpébrale par de simples résections cutanées avec sutures.

Nous n'insisterons pas sur les autres procédés applicables au symblépharon (incision simple et pose d'un œil artificiel pour empêcher la réunion vicieuse), la dissection des tumeurs malignes des paupières et de l'orbite n'ont pas d'interêt particulier. Mentionnons cependant le traitement du charbon des paupières par l'extirpation et les lavages avec du *sublimé* corrosif dissous dans une infusion de mauve (une demi-drachme de sublimé pour deux onces d'infusion). « Ce topique, dit Pellier, est un des plus puissants spécifiques pour arrêter la gangrène, et je m'en suis toujours servi avec succès dans ces sortes de cas. »

De même que pour la blépharoptose, Pellier passe rapidement (comme tous les chirurgiens de son temps) sur cette affection, qui encore aujourd'hui, occasionne tant de déboires et n'insiste pas sur la difficulté comparée de sa cure chirurgicale.

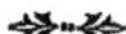

La chirurgie des voies lacrymales est avant tout et résolument conservatrice. L'auteur n'est pas partisan de l'extirpation de la glande lacrymale. Il pratique les sondages par le procédé d'Anel, et surtout les injections faites avec la seringue bien connue et des canules droites et courbes. On répète fréquemment les injections avec l'eau céleste et d'autres solutions par le point supérieur et par le point inférieur. Dans les phlegmons et dans les tumeurs lacrymales (anchylops), on fait l'incision cutanée. Dans la fistule lacrymale, on ébarbe les bords de la fistule et on fait des injections par les points lacrymaux si l'on soupçonne quelque obstruction. Pellier entre ensuite dans de longues dissertations sur la cause des affections des voies lacrymales : il cite des cas « où la fistule lacrymale est un *symptôme de la vérole*. Dans ce cas, les os sont cariés, mais la fistule n'est pas la maladie originaire, elle n'est produite que secondairement ; elle est une suite de l'état morbifique de l'ethmoïde et ne peut être guérie par aucun moyen ou remède local. Sa guérison dépend entièrement de celle de la maladie dont elle est

---

(1) ANAGNOSTAKIS. *Chirurgie oculaire des anciens*. Paris, Baillière.

le symptôme ». Garengeot cite du reste, d'après Morand, des cas où le diagnostic a été fait entre la dacryocystite et des abcès ossifluents des parties voisines.

Dans le traitement des affections des voies lacrymales, Pellier est surtout partisan, d'abord des injections ; puis, si elles ne réussissent pas, il place une canule à demeure dans les voies lacrymales par la fistule. Cette canule est de temps en temps retirée et sert à faire passer des mèches enduites de médicaments dans le canal lacrymal. Ce procédé est celui que son père et son frère ont employé avant lui. Pellier n'aime pas beaucoup la perforation de l'unguis, ni le cautère, avec l'usage consécutif des mèches, mais il met ces moyens quelquefois en pratique. Il emploie aussi le séton de Méjean. Il repousse la méthode de Bosche qui prétendait guérir la fistule lacrymale en cautérisant et en fermant les points lacrymaux pour empêcher les larmes d'atteindre le sac.

Pellier montre une fois de plus, dans cet exposé très développé des méthodes si nombreuses employées à son époque contre les maladies lacrymales, une tactique consommée.

Comme il le prouve dans une série de chapitres où il multiplie les indications opératoires, les procédés doivent varier suivant les cas : « Il est des circonstances où tel procédé peut conduire à une guérison complète, tandis qu'il peut nuire ou n'être d'aucun avantage dans les autres. » On voit donc combien Pellier a un juste esprit chirurgical et se garde de prétendre tout guérir par un seul procédé.

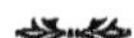

En plus des leçons sur la chirurgie oculaire, nous trouvons dans le *Recueil d'observations* sur les yeux et dans le petit opuscule sur le séton oculaire, quelques notes sur divers cas intéressants que nous ne ferons que mentionner brièvement ici : nombreux cas d'ophtalmie variolique, héméralopie, hypopyon survenu à la suite d'une suppression de règles, etc.

L'opuscule sur *le séton « appliqué à l'œil même »* concerne plusieurs observations de leucomes que l'auteur aurait traités de la façon suivante : Il plongeait une petite aiguille à suture aplatie et munie d'un fil assez long dans les environs du limbe, mais en restant dans la cornée. Dans un certain nombre d'observations, le point de sortie aurait dépassé la cornée ; le fil est laissé en place pendant plusieurs semaines et de temps en temps tiraillé et oint de baume d'Arcéus. L'œil était simplement recouvert d'une compresse flottante. Pellier déclare que certaines cornées avec leucome presque complet se sont notablement éclaircies par ce moyen. Il note qu'on pourrait employer ce moyen dans *l'hydrophtalmie*.

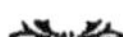

Tel est l'ensemble de la thérapeutique employée par Pellier de Quengsy. Quelle que soit l'opinion qu'on puisse avoir sur certaines de leurs pages, ses livres, devenus presque introuvables, sont de ceux que l'on doit remettre en lumière.

Il nous reste bien peu de chose à ajouter à l'exposé de ces documents si précieux. On a compris quelles furent les qualités maîtresses de Pellier de Quengsy. Sa dextérité et la précision de son doigté chirurgical, les commissaires de la Société de médecine de Montpellier nous ont dit ce qu'elles étaient. Ses ouvrages, rédigés avant tout pour les étudiants, et composés du fruit de ses leçons périodiques, nous montrent quels durent être la lucidité et le côté pratique de son enseignement.

Ce fut avant tout un spécialiste, mais un spécialiste qui avait, comme il nous le dit lui-même (1), longtemps pratiqué la chirurgie générale. Ses idées sur la spécialisation sont aussi justes aujourd'hui qu'à son époque. Maintenant que l'ophtalmologie, munie de l'ophtalmoscopie et s'appuyant de plus en plus sur le secours solide et indéfiniment progressif des autres branches de la médecine, est devenue une science autonome, qui se refuserait à signer ce que Pellier disait déjà (2) ? « Les uns par gloire, les autres par intérêt, veulent tout embrasser : et comme il n'est pas possible que le même homme exerce avec la même supériorité de lumières toutes les parties de son art, comme il n'est pas possible qu'il donne à chacune d'elles l'application convenable pour en étendre la sphère aussi loin qu'elle peut aller, il en résulte souvent des suites fâcheuses pour le malade, *et les progrès de l'art sont nécessairement retardés*. »

Ce fut un éclectique et un ennemi obstiné de la routine. L'opportunité et la finesse de ses indications opératoires restent encore d'une rare justesse et on doit tenir compte des modifications qu'il a apportées sans cesse aux opérations oculaires en un temps où l'absence d'anesthésie demandait plus que jamais la rapidité de la main et la sûreté du coup d'œil.

---

(1) *Cours d'opérations*. Préface.
(2) *Recueil d'observations*. Préface.

Comme presque tous les oculistes de l'époque, s'il insiste peut-être avec trop de complaisance sur les beaux résultats thérapeutiques et opératoires qu'il a obtenus dans de nombreuses pérégrinations à travers la France, s'il a proposé quelques problèmes insolubles, comme la cornée artificielle, il n'en est pas moins vrai qu'on reste étonné de la multiplicité extrême de ses moyens d'action et de son choix éclairé des indications et des procédés opératoires.

Si on le compare à Maître Jean et à Saint-Yves, on est profondément surpris de la différence qui les sépare de Pellier de Quengsy. Avec eux disparaissent les idées et les méthodes anciennes, bien qu'on y sente par endroits le pressentiment des méthodes nouvelles. Avec Pellier, nous sommes en présence d'un véritable moderne et d'un remarquable tempérament d'oculiste spécialisé.

III

PIÈCES DÉTACHÉES

Nous réunissons ci-après diverses notes et citations rencontrées au hasard des recherches précédentes, et qui nous semblent porter sur des points historiques intéressants ou peu connus. Nous faisons remarquer à ce propos que le plus grand nombre des procédés mis en usage courant par Pellier ne lui sont point personnels ; mais nous avons tenu à conserver à la description générale de sa chirurgie le caractère qui en fait le tableau presque complet de l'oculistique chirurgicale du XVIIIe siècle.

a) Au sujet d'un procédé repris depuis avec des variantes, Sprengel s'exprime dans les termes suivants : « On a peine à concevoir comment E. Darwin (*Zoonomie*, t. I) a pu imaginer de trépaner les cicatrices opaques de la cornée : il conseille en effet d'enfoncer une petite vis d'acier dans ces taches, de les attirer ainsi à soi, et de tourner une petite tréphine autour d'elles. Il pourrait arriver, dit-il, que l'ouverture qui en résulte dans la cornée se couvrît d'une cicatrice transparente. »

b) On sait que Tenon se servait, pour l'incision cornéenne, de son « secteur par-

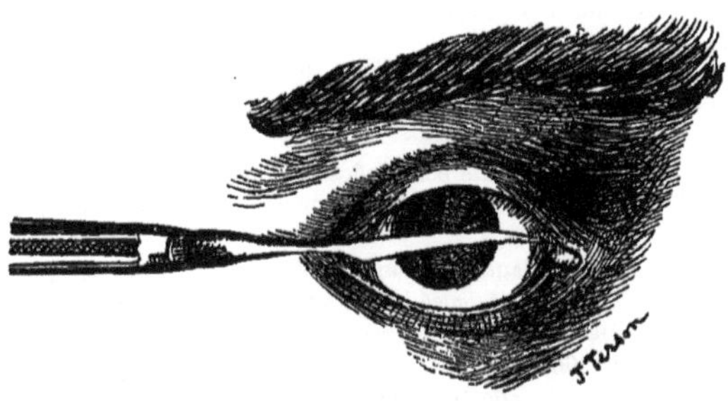

Fig. 6.

ticulier » étroit et courbe sur le plat. On sait aussi combien nombreux furent les couteaux courbes *sur le plat*, dans les procédés d'extraction contemporains de Pellier (La Faye et d'autres). Au contraire, le couteau de Pellier offre le type *étroit à tranchant convexe*. Sharp (*Soc. des Sciences médicales de Londres*,

1753) a eu l'idée, en même temps que La Faye (1753), d'user d'un seul instrument pour faire l'incision cornéenne, et de plus, il semble être le premier qui ait fait toute l'opération avec *un seul instrument*. Son couteau (bien plus étroit que celui de La Faye) à tranchant légèrement *concave* (dont je dois le calque d'après les *Philosophical Transaction*, t. XLVIII, p. 161, à l'obligeance de mon frère, Jean Terson) lui servait en effet à exécuter, après l'incision faite, la kystitomie et même à extraire la lentille. Quant à la kérato-kystitomie simultanée, elle paraît surtout due comme procédé exclusif, à Pellier, comme nous l'avons vu, et aux Wenzel (V. le Traité de la cataracte, par Wenzel fils, Paris, 1786).

c) On a vu combien étaient encore imparfaites les opérations d'iridectomie optique, le cristallin étant en place, au temps de Pellier. Après les tâtonnements de divers opérateurs qui remarquèrent l'excellente vision produite par certains décollements de la base de l'iris avec pupilles adhérentes, il faut arriver à Wenzel et Schmidt pour voir surgir l'iridectomie actuelle avec excision à la pince et aux ciseaux. Citons à ce propos ce que dit Sabatier (*Méd. op.*, III, édition de 1795). « Ne pourrait-on pas, après avoir incisé la cornée..., saisir le milieu de l'iris avec une pince propre à cet usage, et retrancher la portion de cette membrane que l'on aurait attirée à soi, avec des ciseaux bien tranchants et courbes... On ne courrait aucun risque d'entamer le cristallin... C'est ainsi que Wenzel père m'a dit avoir opéré dans plusieurs cas. » Ce n'est donc ni à Forlenze ni à Beer qu'il faut attribuer ce procédé.

d) Garengeot préconisait l'incision *trapézoïde*, en bas, faite avec le couteau lancéolaire, et avec des ciseaux *droits* agrandissant de chaque côté l'incision. (SABATIER. *Médecine opératoire, loc. cit.*)

e) On sait que Daviel avait pratiqué l'ablation partielle de la cristalloïde antérieure à la pince (*Acad. roy. de chir.*, 1753) : « Quelquefois il faut couper cette membrane circulairement et l'emporter en entier, si elle est épaisse et ridée, de peur qu'elle ne bouche la prunelle ; et alors cette membrane étant bien coupée, on peut l'emporter avec des pinces. » Pellier, Wenzel et d'autres usaient fréquemment de cette kystectomie *partielle* (et non kystitomie, qui ne saurait s'appliquer qu'à la simple *incision* de la capsule avec le kystitome ou tout autre instrument).

f) Voir, au sujet de l'extraction du cristallin dans sa capsule, WENZEL. *Traité de la cataracte*, p. 33.

g) Pellier semble avoir été le premier à instituer systématiquement l'excellente pratique des pansements *secs*; on a vu combien Pellier était partisan du pansement *rare*.

h) Daviel attribuait la hernie post-opératoire de l'iris, surtout au pansement trop serré. Pellier (*Rec. d'obs.*, p. 152) croit plutôt en général à l'influence de la toux et des efforts violents.

i) Un certain nombre d'auteurs avant Woolhouse, et à son époque, Valentin, Nuck et Heister, avaient préconisé les ponctions cornéennes et sclérales dans l'hydrophtalmie, quelquefois pour permettre à l'œil diminué de volume, de supporter une coque artificielle.

j) D'après Sprengel, l'application du séton à l'œil même était connue des Chinois et des Japonais. Woolhouse introduisait fréquemment un séton dans la chambre postérieure.

k) Morand (v. Cours d'opérations de Dionis) proposait, comme opération de la blépharoptose, de retrancher un lambeau horizontal de *la peau du front*, au-dessus du sourcil et de réunir les bords de la plaie. L'opération agissait en relevant la paupière par le sourcil, absolument comme nous avons vu certains malades ptosiques relever leur paupière, en plissant et en maintenant la peau du front avec leur chapeau solidement enfoncé.

l) La *contagiosité* de diverses affections oculaires est connue dès les temps les plus anciens, surtout en ce qui concerne les conjonctivites sécrétantes.

m) La conjonctivite si faussement appelée phlycténulaire porte dès l'antiquité le nom bien préférable de conjonctivite pustuleuse (Celse, Bonet et autres).

n) On rapporte souvent à Fabrice de Hilden (inspiré du reste par sa femme, qui tenait elle-même cette idée d'un charlatan) la première extraction d'un corps étranger de la cornée avec un aimant. C'est en effet, semble-t-il, la première observation de l'emploi *oculaire* de l'aimant. Quant à l'idée générale d'enlever les corps étrangers métalliques avec un aimant, elle est bien plus ancienne. Mondeville rapporte avoir vu appliquer à diverses reprises une pierre d'aimant sur une pointe d'aiguille plantée dans le bras, sans succès, du reste. Rappelons qu'Arculanus avait eu l'idée d'employer le bâton d'ambre frotté pour attirer certains corps étrangers hors des culs-de-sac conjonctivaux. Rappelons enfin qu'Hirschberg a retrouvé l'emploi de l'aimant dans le traité indou Susrutâ.

o) C'est à Verduc, chirurgien originaire de Toulouse (*Pathologie de chirurgie*, t. II, Paris, 1693), qu'est due la première observation d'exophtalmie *intermittente*, cet état si curieux qui alterne même souvent avec l'enophtalmie, au point de constituer un syndrome composé de deux états extrêmes. Il observa un jeune peintre dont l'œil descendait *de temps en temps* au milieu de la joue. Il n'insiste pas sur les détails ni sur les conditions de reproduction de ce phénomène, que plusieurs savants observèrent avec lui, mais il déclare que l'œil sortit et rentra dans l'orbite plus de six fois en moins d'une heure.

Verduc et Scultet signalent à diverses reprises la ponction de l'hypopyon au bas de la cornée *et sa succion* « avec un petit tuyau ». Verduc déclare même que le tuyau doit être un peu élargi en son milieu, pour que le pus s'y arrête et ne vienne pas dans la bouche. Ils insistent aussi sur la ponction aspiratrice de la cataracte, et son broiement avec un petit pinceau de fil d'or qu'on introduit à travers la canule. Verduc attribue ce procédé de broiement à R. Matthioli, chirurgien italien.

p) Pellier (*Recueil d'observations*) rapporte un beau cas de strabisme traumatique et qu'il attribue très justement à la rupture du muscle.

q) Scarpa et nombre d'auteurs après lui connaissaient parfaitement la sclérite rhumatismale et recommandaient dans cette affection l'usage du colchique retrouvé depuis.

r) Les premiers essais d'extraction *sclérale* de la cataracte sont plus éloignés de nous qu'on ne pourrait le croire, puisque B. Bell en parle.

s) Saunders paraît être un des premiers, sinon le premier, qui ait démontré que la cataracte des enfants n'est pas toujours liquide ou même molle. Saunders donne en effet sa statistique là-dessus et nous la trouvons dans l'excellent dictionnaire de chirurgie pratique de S. Cooper (Edition française, Paris, 1826, article Cataracte, p. 344). Il cite cinq cas de cristallins infantiles, *opaques et solides*, qu'il distingue soigneusement d'autres cataractes (partielles, molles, liquides, membraneuses, capsulaires, etc.). Gibson abaissait la cataracte, lorsqu'elle était dure, chez l'enfant comme chez l'adulte. On sait que *du temps de Pellier* et de nos jours aussi, la question est infiniment mieux résolue par l'extraction, quelle que soit la consistance de la lentille, pourvu que la cataracte soit mûre. La question de l'unité opératoire pour *toutes les cataractes* infantiles que Saunders et Gibson tranchaient par l'*abaissement* exclusif, est donc encore une fois ramenée, et on peut croire que l'application faite encore par certains de la discission n'est plus qu'un souvenir routinier de l'abaissement. Nous répétons encore que Pellier, qui contribua tant à répandre l'extraction en général, était grand partisan de l'extraction à petit lambeau dans la cataracte infantile.

t) D'après Rabbinowicz (la médecine du Talmud), le Talmud mentionne (Traités Holin et Baba-Metzia) : 1° un cas d'entozoaire du corps vitré ; 2° la contagion de certaines maladies des yeux par les mouches ; 3° un cas intéressant d'anesthésie générale : « On a donné à un homme un *remède qui l'endormit*, avant de lui *ouvrir le ventre*. »

TABLE DES MATIÈRES

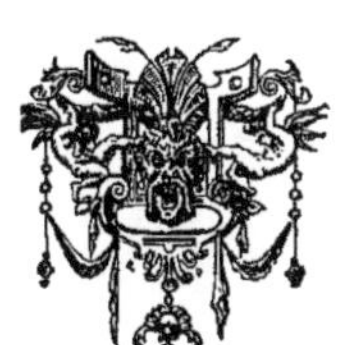

IMPRIMERIE A.-G. LEMALE, HAVRE.

www.ingramcontent.com/pod-product-compliance
Ingram Content Group UK Ltd.
Pitfield, Milton Keynes, MK11 3LW, UK
UKHW021519260726
13993UKWH00004B/1761

9 782329 158471